INVENTAIRE
V30662

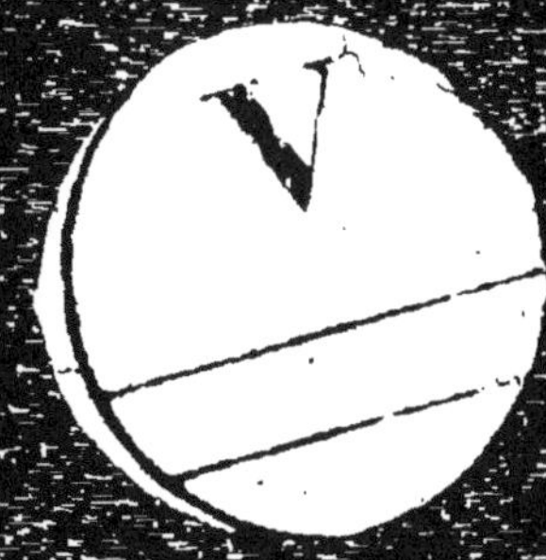

ARITHMÉTIQUE

PRATIQUE

et

SYSTÈME MÉTRIQUE

13

30666 r

DU MÊME AUTEUR :

Petite grammaire, in-18.

Exercices pour la petite grammaire, in-18.

En préparation :

Petite Géométrie pratique et Arpentage, in-18.

ARITHMÉTIQUE
PRATIQUE
et
SYSTÈME MÉTRIQUE

Par S. B.

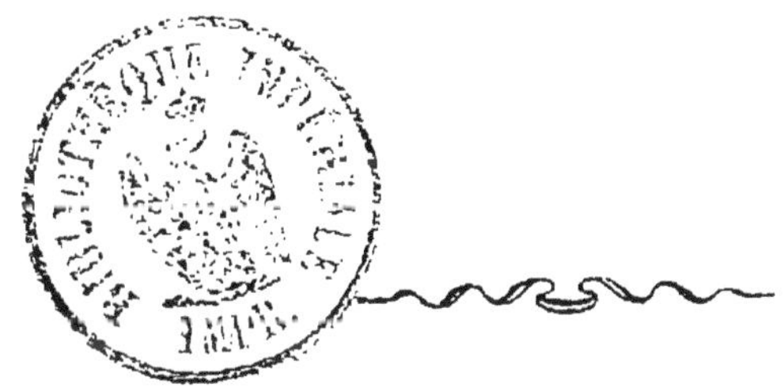

PARIS, S. BAUX, 6, rue des Cordiers,

TROYES, BERTRAND-HU, IMPRIMEUR-LIBRAIRE.

1866

1867

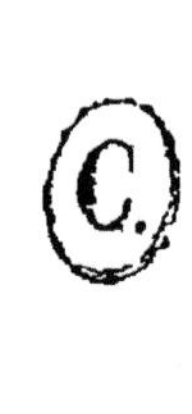

ARITHMÉTIQUE.

I.

1. L'**Arithmétique** est la science des nombres.

2. On appelle **quantité** tout ce qui peut être *mesuré*.

3. **Mesurer** une *quantité*, c'est la comparer à une autre de même espèce prise pour terme de comparaison.

4. On appelle **unité** la quantité qui sert de terme de comparaison entre des grandeurs de même espèce.

5. On appelle **nombre** le résultat de la comparaison d'une quantité à son unité.

6. La **numération** est l'art de former, d'écrire et de lire les nombres.

7. Pour représenter les nombres, on se sert de dix caractères appelés **chiffres,** qui sont :

1 2 3 4 5 6 7 8 9 0

II.

8. Une **dixaine** est la réunion de *dix unités*.

Une **centaine** est la réunion de *dix dixaines*.

Un **mille** est la réunion de *dix centaines.*

Une **dixaine de mille** vaut *dix mille.*

Une **centaine de mille** vaut *dix dixaines de mille.*

Un **million** vaut *dix centaines de mille.*

Une **dixaine de millions** vaut *dix millions.*

Une **centaine de millions** vaut *dix dixaines de millions.*

Un **milliard** ou **billion** vaut *dix centaines de millions*, etc., etc.

III.

9. Une *unité* s'appelle aussi *unité du 1er ordre.*
Une *dixaine* — *unité du 2e ordre.*
Une *centaine* — *unité du 3e ordre.*
Un *mille* — *unité du 4e ordre.*
Une *dixaine de mille, unité du 5e ordre.*
Une *centaine de mille, unité du 6e ordre.*
Un *million, unité du 7e ordre.*
Une *dixaine de millions, unité du 8e ordre.*
Une *centaine de millions, unité du 9e ordre.*
Un *milliard* ou *billion, unité du 10e ordre.*
Etc., etc.

10. *Dix unités d'un ordre quelconque ne valent qu'une unité de l'ordre immédiatement supérieur;* et réciproquement, *une seule unité d'un ordre quelconque vaut dix unités de l'ordre immédiatement inférieur.*

IV.

11. Dans l'écriture des nombres au moyen des chiffres, chacun de ces chiffres peut représenter des unités du 1er, 2e, 3e, 4e, 5e, etc. ordre, à la seule condition d'être placé au 1er, 2e, 3e, 4e, 5e, etc. rang en allant de droite à gauche.

12. Le **zéro** qui n'a aucune valeur par lui-même, sert, dans les nombres, à occuper la place des ordres où il n'y a pas d'unités à écrire. Les neuf autres chiffres sont appelés **chiffres significatifs.**

13. Les chiffres significatifs ont deux **valeurs**, l'une *absolue* qu'ils ont par eux-mêmes, l'autre *relative*, qu'ils tiennent du rang qu'ils occupent.

14. *Tout chiffre placé à la gauche d'un autre vaut dix fois plus que s'il était à la place de cet autre*, et *tout chiffre placé à la droite d'un autre, vaut dix fois moins que s'il était à la place de cet autre.*

V.

15. Un nombre écrit en chiffres se décompose naturellement en *tranches de trois chiffres* en allant de droite à gauche; la *première tranche* s'appelle des *unités*, la 2e des *mille*, la 3e des *millions*, la 4e des *milliards* ou *billions*, etc.; chaque tranche a un chiffre d'unités, un de dixaines, un de centaines; toutefois, la dernière à gauche peut

n'avoir qu'un ou deux chiffres, toutes les autres doivent avoir trois chiffres :

Ainsi, 0 1 2 3 4 5 6 7 8 9 unités, sans dixaines ni centaines, dans toutes les tranches autres que la dernière à gauche doivent s'écrire :

000 001 002 003 004 005 006 007 008 009,

et 10 20 30 40 50 60 70 80 90 sans centaines, dans toutes les tranches autres que la dernière à gauche doivent s'écrire :

010 020 030 040 050 060 070 080 090

et par suite,

15 27 34 48 61 93 etc.,

s'écriront :

015 027 034 048 061 093 etc.,

EXEMPLES :

1° Le nombre *vingt-cinq millions* (3e tranche) *trois mille* (2e tranche) *quatre-vingt-onze unités* (1re tranche)

s'écrira : 25 003 091.

2° Le nombre *cinq milliards* (4e tranche) *huit mille* (2e tranche)

s'écrira : 5 000 008 000.

VI.

16. Pour écrire un nombre, on commence par la dernière tranche à gauche, celle qu'on énonce la première, et qui peut n'avoir qu'un ou deux chiffres ; on écrit ensuite la suivante et ainsi jusqu'à la première, en ayant soin de les compléter à

trois chiffres et de laisser entre elles une légère distance.

On ne doit jamais se servir de la virgule pour séparer les différentes tranches dont un nombre est composé.

EXEMPLES :

1° Pour écrire le nombre 17 *milliards* 45 *mille* 453 *unités*, il faudra :

17	pour la 4e tranche,
000	pour la 3e, dont il n'est pas question,
045	pour la 2e,
453	pour la 1re,
c'est-à-dire :	17 000 045 453.

2° Soit à écrire 3 *milliards* 25 *millions*, on aura, d'après la règle établie : 3 025 000 000.

VII.

17. Pour lire un nombre, on commence par la gauche, en énonçant chaque tranche comme si elle était seule, ajoutant à l'énoncé le nom de *milliard, million, mille* ou *unité*, selon la tranche, et ne faisant pas attention à celles qui ne comprendraient que des zéros.

EXEMPLES :

1° Le nombre 475 075 000 031
se lit ainsi : 475 *milliards* 75 *millions* 31 *unités*.

2° Le nombre 3 001 400 000
se lit ainsi : 3 *milliards* 1 *million* 400 *mille*.

18. On appelle **nombre entier** celui qui contient l'unité une ou plusieurs fois exactement.

VIII.

19. Quand l'unité est partagée en dix parties égales, chacune de ces parties s'appelle **dixième.**

Quand un dixième est partagé en dix parties égales, chacune de ces parties s'appelle **centième.**

Quand un centième est partagé en dix parties égales, chacune de ces parties s'appelle **millième.**

On obtient ensuite des **dix-millièmes**, des **cent - millièmes**, des **millionièmes,** etc.

20. Les *dixièmes, centièmes, millièmes, dix-millièmes, cent millièmes, millionièmes,* etc., s'écrivent à la droite des nombres entiers dont on les sépare au moyen d'une *virgule ;* s'ils n'accompagnent pas un nombre entier, on ne peut les écrire qu'en les faisant précéder à gauche d'un zéro qui tenant la place des unités, indique que l'expression est moindre qu'une unité.

IX.

21. Le 1er *rang,* à droite de la virgule est celui des *dixièmes.*

Le 2e *rang* est celui des *centièmes.*
Le 3e *rang* — *millièmes.*
Le 4e *rang* — *dix-millièmes.*
Le 5e *rang* — *cent-millièmes.*

Le 6e *rang* — *millionièmes.*

Viennent ensuite les *dix-millionièmes*, les ***cent-millionièmes***, etc.

EXEMPLES :

1° 2 ***dixièmes***, 5 ***centièmes***, 6 ***millièmes***,
s'écrivent : 0,2 0,05 0,006
ou en un seul nombre : 0,256
que l'on énonce : 256 ***millièmes.***

2° 25 ***unités*** 35 ***dix-millièmes***
s'écrivent : 25,0035.

X.

22. On appelle **décimales** ou **fractions décimales** des parties de dix en dix fois plus petites que l'unité, telles sont :

0,2 0,0035 0,256

23. On appelle **nombre décimal** un *nombre entier* accompagné de *décimales*; tels sont :

23,035 153,05 2 540,056

24. Une fraction décimale, un nombre décimal ne changent pas de valeur quand on ajoute un ou plusieurs zéros à leur droite ou à leur gauche.

XI.

25. On appelle **fraction ordinaire** une ou plusieurs parties égales de l'unité, comme :

$^{1}/_{2}$ $^{1}/_{3}$ $^{1}/_{4}$ $^{2}/_{3}$ $^{7}/_{9}$ $^{15}/_{18}$ etc.

26. Dans une fraction ordinaire, le chiffre ou nombre supérieur s'appelle **numérateur ;** le

chiffre ou nombre inférieur s'appelle **dénominateur.**

27. Le *dénominateur* indique en combien de parties égales l'unité est divisée.

28. Le *numérateur* indique combien la fraction contient de parties égales de l'unité.

29. On appelle **expression fractionnaire** une fraction plus grande que l'unité; alors le numérateur est plus grand que le dénominateur, comme :

7/3 5/4 12/8 20/15 etc.

30. On appelle **nombre fractionnaire** un nombre entier accompagné d'une fraction; tels sont :

6 1/2 18 5/7 [illegible] 8/9 etc.

31. On appelle **nombre abstrait** un nombre dont l'espèce d'unités n'est pas désignée; tels sont :

15 143 500 etc.

32. On appelle **nombre concret** un nombre dont l'espèce d'unités est désignée, tels sont :

15 *hommes*, 143 *arbres*, 500 *mètres*, etc.

33. La science de l'arithmétique repose sur quatre sortes d'opérations, savoir : l'**addition**, la **soustraction**, la **multiplication** et la **division.**

34. Le signe = que l'on prononce *égale*, placé entre deux quantités, indique que ces deux quantités ont la même valeur.

ADDITION

DES NOMBRES ENTIERS ET DES NOMBRES DÉCIMAUX.

XII.

35. L'**addition** est une opération par laquelle on réunit plusieurs nombres de même espèce en un seul qu'on appelle *somme* ou *total*.

36. RÈGLE. — Pour faire l'addition, on écrit les nombres les uns sous les autres, de manière que leurs unités de même ordre se correspondent dans une même ligne verticale, c'est-à-dire que les unités soient sous les unités, les dizaines sous les dizaines, les centaines sous les centaines, etc.; les dixièmes sous les dixièmes, les centièmes sous les centièmes, etc. On fait ensuite la somme de la première colonne à droite, et si cette somme ne surpasse pas 9, on l'écrit au-dessous, mais si elle surpasse 9 on écrit les unités seulement, et on compte les dizaines avec la colonne suivante. On continue ainsi jusqu'à la dernière colonne, au-dessous de laquelle on écrit la somme telle qu'on l'a trouvée. — Lorsqu'on opère sur des nombres décimaux, il ne faut pas oublier de placer une virgule au total, au-dessous des autres virgules.

37. Le signe de l'addition est + que l'on prononce *plus*. Ce signe, placé entre deux quantités, indique qu'il faut en faire la somme.

EXEMPLES D'ADDITION :

1° Si l'on veut faire la somme des nombres 1 454. 3 457. 67 564. 32 744. on les disposera ainsi :

```
            1 454
            3 457
           67 564
           52 744
          -------
On aura   125 219   pour total.
```

2° Soit à additionner les nombres décimaux 37,45 6,257 7 532,5 345,2578 on les disposera ainsi :

```
                  37,45
                   6,257
               7 532,5
                 345,2578
              -----------
La somme sera  7 921,4648
```

3° Soit enfin à faire la somme des quantités suivantes :

345 0,25 3,675 74

on aura soin de les disposer comme la règle l'indique :

```
                 345
                   0,25
                   3,675
                  74
                 -------
Le total donnera 422,925
```

38. Pour faire la *preuve* de l'addition; si l'on a compté les colonnes de haut en bas, on recommencera de bas en haut; si le total trouvé en second lieu est le même que le premier, il est probable qu'il n'y a pas eu d'erreur.

SOUSTRACTION

DES NOMBRES ENTIERS ET DES NOMBRES DÉCIMAUX.

XIII.

39. La **soustraction** est une opération par laquelle on retranche un nombre d'un plus grand de même espèce, le résultat de l'opération s'appelle *reste, excès* ou *différence.*

40. La différence de deux nombres n'est pas changée quand on augmente ces deux nombres d'une même quantité.

41. RÈGLE. — Pour faire la soustraction, on écrit le plus petit nombre sous le plus grand, de manière que leurs unités de même ordre se correspondent dans une même ligne verticale, c'est-à-dire que les unités soient sous les unités, les dizaines sous les dizaines, etc., les dixièmes sous les dixièmes, les centièmes sous les centièmes, etc. ; ensuite, commençant par la droite, on retranche le premier chiffre inférieur de son correspondant supérieur, on écrit le reste au-dessous ou zéro s'il ne reste rien ; on passe ensuite aux seconds chiffres et ainsi jusqu'aux derniers. Si un chiffre du plus petit nombre est plus grand que son correspondant supérieur, on augmente ce chiffre supérieur de 10, on fait la soustraction et on augmente ensuite de 1 le chiffre inférieur qui est

immédiatement à gauche. Quand on opère sur des nombres décimaux, dans le résultat de l'opération on écrit une virgule au-dessous des autres virgules.

42. **Le signe de la soustraction est — que l'on prononce *moins*. Ce signe, placé entre deux quantités, indique qu'il faut retrancher la seconde de la première.**

EXEMPLES DE SOUSTRACTION :

1° Où l'opération n'offre pas de difficulté :

867 834	54,865
351 052	40,745
516 802	14,120

2° Où quelques chiffres inférieurs sont plus grands que leurs correspondants supérieurs :

10 10 10	10 10
4 1 0 5 6 7	3 9 8 , 6 4 5
1 1 1	1 1
2 7 0 3 6 8	1 6 9 , 2 7 0
1 4 0 1 9 9	2 2 9 , 3 7 5

XIV.

43. Quand on opère sur des nombres décimaux, ayant un nombre inégal de décimales, pour plus de clarté on ajoute à la droite du nombre qui en a le moins, autant de zéros qu'il y a de décimales de plus dans l'autre. Si l'un des deux est un nombre entier, après avoir placé une virgule à sa droite, on y ajoute autant de zéros que l'autre a de décimales.

EXEMPLES :

1° Pour retrancher 45,356 de 100,5 on opérera comme si le second était 100,500.

2° Pour retrancher 0,7 de 0,9003 on opérera comme si le premier était 0,7000.

3° Pour retrancher 0,45 de 74 on opérera comme si le second était 74,00.

44. Pour faire la *preuve* de la soustraction, on ajoute le plus petit nombre à la différence ; la somme de ces deux quantités doit donner le plus grand nombre.

MULTIPLICATION

DES NOMBRES ENTIERS.

XV.

45. La **multiplication** est une opération par laquelle on répète un nombre appelé *multiplicande* autant de fois qu'il y a d'unités dans un autre nombre appelé *multiplicateur;* le résultat de cette opération se nomme *produit.*

46. Le multiplicande et le multiplicateur se nomment *facteurs* du produit.

47. Un produit est indépendant de l'ordre de ses facteurs.

48. RÈGLES. — 1° Pour multiplier un *multiplicande de plusieurs chiffres* par un *multiplicateur*

BIBLIOTHÈQUE IMPÉRIALE IMPR.

d'un seul chiffre, on écrit le multiplicateur au-dessous du multiplicande, on souligne ces deux nombres, et commençant par la droite, on multiplie successivement tous les chiffres du multiplicande par le multiplicateur, ayant soin d'écrire, au-dessous du chiffre du multiplicande que l'on multiplie, le chiffre des unités seulement du produit partiel obtenu, réservant les dizaines, s'il y en a, pour les compter avec le produit partiel suivant; on continue ainsi jusqu'au dernier chiffre de gauche du multiplicande, au-dessous duquel on écrit le dernier produit partiel tel qu'on l'a trouvé, après l'avoir augmenté des dizaines du produit partiel précédent s'il y en avait.

EXEMPLE :

Soit à multiplier 916 par 7.
On dispose les nombres de cette manière :

$$\begin{array}{r} 916 \\ 7 \\ \hline 6\,412 \end{array}$$

et on a 6 412 pour produit.

XVI.

49. 2º Pour multiplier un *multiplicande de plusieurs chiffres* par un *multiplicateur de plusieurs chiffres*, après avoir placé le multiplicateur au-dessous du multiplicande de manière que leurs unités de même ordre se correspondent dans une même ligne verticale, on souligne ces deux nombres, on multiplie ensuite tout le multiplicande

par chaque chiffre du multiplicateur, on obtient ainsi autant de produits partiels qu'il y a de chiffres significatifs au multiplicateur ; on écrit ces produits partiels les uns au-dessous des autres, de manière que le premier chiffre à droite de chacun, soit placé au-dessous du chiffre du multiplicateur qui a servi à le former, on fait la somme de tous ces produits partiels pour avoir le produit total.

EXEMPLE :

Soit à multiplier 4 103 par 6 075.

Après avoir disposé ces nombres comme il a été dit, on multiplie 4 103 par 5, ce qui donne 20 515 ; ensuite par 7, et on a 28 721 ; enfin par 6, et on obtient 24 618. On écrit ces produits les uns au-dessous des autres comme la règle l'ordonne et on en fait la somme pour avoir le produit total :

```
     4 103
     6 075
  ---------
    20 515
   287 21
24 618
-----------
24 925 725
```

50. Le signe de la multiplication est × qui s'énonce ***multiplié par;*** ce signe, placé entre deux quantités, indique qu'il faut multiplier la première par la seconde.

XVII.

51. 1° Pour multiplier un nombre entier par *10*, on ajoute *un zéro* à sa droite.

EXEMPLE : 85 × 10 = 850.

2o Pour multiplier un nombre entier par ***100***, on ajoute *deux zéros* à sa droite.

EXEMPLE : 85 × 100 = 8 500.

3o Pour multiplier un nombre entier par ***1 000***, on ajoute *trois zéros* à sa droite.

EXEMPLE : 85 × 1 000 = 85 000.

4o Pour multiplier un nombre entier par ***10 000***, on ajoute *quatre zéros* à sa droite.

EXEMPLE : 85 × 10 000 = 850 000

5o Enfin pour multiplier un nombre entier par ***100 000***, par ***1 000 000***, etc, on ajoute ***cinq***, ***six***, etc, ***zéros*** à sa droite.

52. Pour plus de rapidité, lorsqu'il y a plusieurs zéros à la droite de l'un ou de l'autre des facteurs, après avoir supprimé tous les zéros, on opère sur les nombres résultant de cette suppression ; mais sur la droite du produit, on ajoute autant de zéros qu'on en a supprimé dans les facteurs.

EXEMPLES :

1° Si l'on a 900 × 40, on multiplie 9 par 4, ce qui donne 36, puis ajoutant les 000 supprimés, on a 36 000 pour véritable produit.

2° Si l'on a 45 000 × 1 350, on multiplie 45 par 135, ce qui donne 6 075 et avec les zéros supprimés 60 750 000.

53. Pour faire la *preuve* de la multiplication, on intervertit l'ordre des facteurs ; si les produits sont

les mêmes, il est probable qu'il n'y a pas eu d'erreur.

DIVISION

DES NOMBRES ENTIERS.

XVIII.

54. La **division** est une opération par laquelle on cherche combien de fois un nombre appelé *dividende* en contient un autre appelé *diviseur;* le résultat se nomme *quotient.*

55. RÈGLE. — Pour faire une division, on écrit le diviseur à la droite du dividende, en les séparant par une ligne verticale ; on souligne le diviseur et on écrit au-dessous les chiffres du quotient à mesure qu'on les détermine. On prend sur la gauche du dividende un nombre de chiffres dont l'ensemble soit au moins aussi grand que le diviseur, mais moindre que dix fois ce diviseur ; on cherche combien de fois ce premier dividende partiel contient le diviseur, on écrit ce nombre de fois au quotient, on multiplie le diviseur par ce premier chiffre du quotient et on retranche le produit du premier dividende partiel. A côté du reste, s'il y en a un, on écrit le chiffre suivant du dividende total, et on a un second dividende partiel, sur lequel on opère comme sur le premier et on obtient le second chiffre du quotient ; on multiplie le diviseur par le

second chiffre du quotient, et on retranche le produit du second dividende partiel; à côté du reste, on écrit le chiffre suivant du dividende total, et on a un troisième dividende partiel qui sert à déterminer le troisième chiffre du quotient. On continue ainsi jusqu'à ce que tous les chiffres du dividende aient été abaissés. — Le dernier reste s'appelle *reste de la division.*

Il peut arriver qu'un dividende partiel soit plus petit que le diviseur, alors on écrit zéro au quotient, et on abaisse le chiffre suivant du dividende pour avoir un nouveau dividende partiel.

56. Le signe de la division est **:** que l'on prononce ***divisé par;*** ce signe, placé entre deux quantités, indique qu'il faut diviser la première par la seconde.

XIX.

REMARQUES :

57. 1° Pour plus de facilité, avant de commencer la division. lorsqu'on a un diviseur considérable, on fait les *produits du diviseur* par 2, 3, 4, 5, 6, 7, 8. 9; on n'a plus alors à tâtonner pour trouver les chiffres du quotient, car il n'y a qu'à comparer chaque dividende partiel aux produits obtenus, et ces produits étant faits, on n'a qu'une soustraction à effectuer pour obtenir le reste à côté duquel on abaisse le chiffre suivant du dividende.

EXEMPLE :

Soit à diviser 5 450 689 par 94 ; ayant la table des produits :

94 × 2 = 188	94 × 6 = 564
94 × 3 = 282	94 × 7 = 658
94 × 4 = 376	94 × 8 = 752
94 × 5 = 470	94 × 9 = 846

On dispose ainsi l'opération :

```
545.0689  94
 75 0     57 986
  9 26
   808
    569
      5
```

Au moyen d'un point, on sépare sur la gauche du dividende total les trois premiers chiffres 545, ce qui donne le premier dividende partiel ; on cherche dans *les produits* le plus grand nombre que 545 puisse contenir ; on trouve 470, produit du diviseur par 5 ; on écrit 5 au quotient et on retranche 470 de 545 ; à côté du reste 75 on abaisse 0, chiffre suivant du dividende total, ce qui donne 750 pour deuxième dividende partiel ; on trouve que 658, produit du diviseur par 7, est le plus grand *produit* contenu dans 750 ; on écrit 7 au quotient, on retranche 658 de 750, et à côté du reste 92 on abaisse 6, chiffre suivant du dividende total, ce qui donne le troisième dividende partiel 926. On continue de la sorte jusqu'à ce qu'on ait opéré sur le dernier dividende partiel. On trouve pour quotient 57 986, et 5 pour reste.

2° Pour premier dividende partiel, on prend sur la gauche du dividende autant de chiffres, qu'il y en a au diviseur; si l'ensemble de ces chiffres forme un nombre moindre que le diviseur, on prend un chiffre de plus.

3o Le premier dividende partiel donne le chiffre des plus hautes unités du quotient; ce premier chiffre du quotient est de même ordre que le premier chiffre de droite du premier dividende partiel.

XX.

58. Quand un nombre entier est terminé à droite par des zéros :

1o Pour le diviser par *10* on supprime *un zéro* à sa droite : 850 : 10 = 85.

2o Pour le diviser par *100* on supprime *deux zéros* à sa droite : 8 500 : 100 = 85.

3o Pour le diviser par *1 000* on supprime *trois zéros* à sa droite : 85 000 : 1 000 = 85.

4o Pour le diviser par *10 000* on supprime *quatre zéros* à sa droite : 850 000 : 10 000 = 85.

5o Enfin, pour le diviser par *100 000*, par *1 000 000*, etc., on supprime *cinq*, *six*, etc., *zéros* à sa droite.

59. Quand on multiplie le dividende, on multiplie le quotient.

60. Quand on divise le dividende, on divise le quotient.

61. Quand on multiplie le diviseur, on divise le quotient.

62. Quand on divise le diviseur, on multiplie le quotient.

XXI.

63. Un quotient ne change pas quand on multiplie le dividende et le diviseur par un même nombre.

64. Un quotient ne change pas quand on divise le dividende et le diviseur par un même nombre.

65. Quand le dividende et le diviseur sont terminés par des zéros, pour plus de facilité il faut, avant la division, supprimer un même nombre de zéros sur la droite du dividende et du diviseur.

EXEMPLE :

Au lieu de diviser 4 508 000 par 3 500, on divisera 45 080 par 35.

66. Quand le diviseur seul a des zéros à sa droite, il faut les supprimer tous avant la division, mais ensuite avoir soin de séparer sur la droite du quotient, au moyen de la virgule, autant de décimales qu'on a supprimé de zéros à droite du diviseur.

67. Quand le dividende seul a des zéros, il faut se garder d'en supprimer.

—

DE LA VIRGULE

DANS LES NOMBRES DÉCIMAUX ET LES FRACTIONS DÉCIMALES.

XXII.

68. Pour multiplier un nombre décimal, une fraction décimale par *10, 100, 1 000, 10 000,* etc., on avance la *virgule* d'*un,* de *deux,* de *trois,* de *quatre,* etc., raugs vers la droite.

69. Pour diviser un nombre décimal, une fraction décimale, par *10, 100, 1 000, 10 000,* etc., on avance la virgule d'*un,* de *deux,* de *trois,* de *quatre,* etc., rangs vers la gauche.

REMARQUES :

70. 1o Quand dans un nombre décimal, une fraction décimale, il n'y a pas assez de chiffres à droite ou à gauche de la virgule pour qu'il soit possible d'avancer suffisamment cette virgule à droite ou à gauche, on ajoute assez de zéros pour que le déplacement de la virgule soit possible.

EXEMPLES :

1° Pour diviser 0,6 par 1000 on divisera 0 000,6 ce qui donnera 0,0006.

2° Pour multiplier 2,3 par 1000, on multipliera 2,300 ce qui donnera 2 300.

2° Quand un nombre entier n'est pas terminé à sa droite par assez de zéros pour qu'on puisse le diviser par *10, 100, 1000,* etc., en supprimant *un, deux, trois,* etc., *zéros*, on sépare sur sa droite, au moyen de la virgule, *un, deux, trois,* etc., *chiffres*; si ce nombre entier n'a pas assez de chiffres pour qu'il soit possible d'en séparer suffisamment, on ajoute à sa gauche assez de zéros pour que cette séparation puisse avoir lieu.

EXEMPLE :

Pour diviser 85 par 10 000, on divisera 000 85, ce qui donnera 0,0085.

MULTIPLICATION

DES NOMBRES DÉCIMAUX.

XXIII.

Il faut dire alors :

71. La *multiplication* est une opération par laquelle deux nombres étant donnés, l'un appelé *multiplicande* et l'autre *multiplicateur*, on en compose un troisième appelé *produit* avec le multiplicande, comme le multiplicateur est composé avec l'unité.

72. RÈGLE. — Pour faire une multiplication de nombres décimaux ou de fractions décimales, après avoir supprimé les virgules, on opère comme pour

les nombres entiers, mais sur la droite du produit on sépare au moyen de la virgule, autant de décimales qu'il y en avait dans les deux facteurs.

EXEMPLES :

1° Si l'on a 25,3 à multiplier par 5,25 on multipliera 253 par 525 ; mais sur la droite du produit 132 825, on séparera trois décimales, ce qui donnera 132,825.

2° $0,004 \times 0,07 = 0,000\ 28$

c'est-à-dire qu'on multiplie 4 par 7 et que sur la droite du produit 28 on sépare cinq décimales, après avoir ajouté quatre zéros à la gauche de ce produit.

DIVISION

DES NOMBRES DÉCIMAUX.

XXIV.

Il faut dire alors :

73. La *division* est une opération par laquelle étant donnés un produit qu'on appelle *dividende* et l'un de ses facteurs qu'on appelle *diviseur*, on cherche l'autre qu'on appelle *quotient*.

74. RÈGLE. — On opère pour les nombres décimaux comme pour les nombres entiers.

75. Quand le dividende seul est un nombre décimal, on fait l'opération comme s'il n'y avait pas de virgule au dividende; mais l'opération étant terminée, on sépare sur la droite du quotient, au moyen de la virgule, autant de décimales qu'il y en avait au dividende.

76. Quand le diviseur seul est un nombre décimal, on ajoute à la droite du dividende autant de zéros qu'il y a de décimales au diviseur, on supprime la virgule au diviseur, et on a deux nombres entiers.

77. Quand le dividende et le diviseur ont un nombre égal de décimales, on supprime la virgule dans l'un et l'autre nombre et il reste deux nombres entiers.

78. Quand le dividende et le diviseur ont un nombre inégal de décimales :

1o Si c'est le dividende qui en a le plus, on opère sur les nombres résultant de la suppression des virgules, mais sur la droite du quotient on sépare autant de décimales que le dividende en avait de plus que le diviseur ;

2o Si c'est le diviseur qui en a le plus, on ajoute à la droite du dividende autant de zéros que le diviseur a de décimales de plus que le dividende, on supprime ensuite les virgules, ce qui donne deux nombres entiers.

79. REMARQUE. — Quand tous les chiffres d'un dividende ont été abaissés et lorsqu'il y a un reste, on peut écrire *un zéro* à droite de ce reste, pour avoir un nouveau dividende partiel, et successivement autant de zéros qu'on voudra avoir de décimales de plus au quotient.

SYSTÈME MÉTRIQUE.

XXV.

80. Le **Système métrique** est l'ensemble des poids et mesures qui ont le *mètre* pour base.

81. Il y a six sortes de mesures : le *mètre*, l'*are*, le *stère*, le *litre*, le *gramme* et le *franc*.

Le **mètre** est l'unité des mesures de *longueur*.

L'**are** est l'unité des mesures de *superficie* pour les terrains.

Le **stère** est l'unité des mesures de *volume*. On l'appelle aussi **mètre cube.**

Le **litre** est l'unité des mesures de *capacité*.

Le **gramme** est l'unité des mesures de *pesanteur*.

Le **franc** est l'unité des *monnaies*.

82. Dans le système métrique on emploie les mots suivants :

Déca, qui signifie *dix*; **hecto**, *cent*; **kilo**, *mille*; **myria**, *dix mille*; **déci**, *dixième*; **centi**, *centième*; **milli**, *millième*.

DU MÈTRE.

XXVI.

83. Le **mètre** est une longueur qui est égale à la *dix-millionième* partie du quart du tour de la terre; le *mètre* sert à former toutes les autres mesures qui, pour cette raison, sont appelées *métriques.*

84. Les *multiples* du mètre sont :

Le **décamètre** qui vaut *dix mètres;* l'**hectomètre,** *cent mètres;* le **kilomètre,** *mille mètres;* le **myriamètre,** *dix mille mètres.*

85. Les *sous-multiples* du mètre sont :

Le **décimètre** ou *dixième* du mètre; le **centimètre** ou *centième* du mètre; le **millimètre** ou *millième* du mètre.

86. Abréviations usitées.

MM	signifie	*myriamètre.*
KM		*kilomètre.*
HM		*hectomètre.*
DM		*décamètre.*
M ou **m**		*mètre.*
dm		*décimètre.*
cm		*centimètre.*
mm		*millimètre.*

Chacune de ces mesures en vaut dix de la suivante, et réciproquement chacune n'est que la dixième partie de la précédente.

EXEMPLES :

1° 15^{km} 25^{m} signifie 15 kilomètres 25 mètres.

2° 2^{mm} 35^{Dm} 65^{mm} signifie 2 myriamètres 35 décamètres 65 millimètres.

3° 12 540^{m},365 signifie 12 540 mètres 365 millimètres.

87. Dans un nombre qui représente des longueurs, le *mètre* étant pris pour *unité*, le chiffre des *dizaines* exprime des *décamètres*, celui des *centaines* exprime des *hectomètres*, etc.; celui des *dixièmes* exprime des *décimètres*, celui des *centièmes* exprime des *centimètres*, etc.

EXEMPLE :

12 540^{m},365 signifie 1 myriamètre 2 kilomètres 5 hectomètres 4 décamètres 0 mètres, 3 décimètres 6 centimètres 5 millimètres.

DE L'ARE.

XXVII.

88. L'**are** est un carré qui a un *décamètre* de chaque côté; c'est en un mot *un décamètre carré;* il sert à évaluer les surfaces des champs.

89. L'are n'a qu'un *multiple :*
L'**hectare** qui vaut *cent ares*.

90. L'are n'a qu'un *sous-multiple :*
Le **centiare** ou *centième d'are*.

91. Abréviations usitées.

HA	qui signifie	*hectare.*
A ou **a**		*are.*
ca		*centiare.*

Chacune de ces mesures en vaut cent de la suivante, et réciproquement chacune n'est que la centième partie de la précédente.

92. Pour l'évaluation des grandes superficies en général, on emploie les expressions suivantes :

Myriamètre carré ;
Kilomètre carré ;
Hectomètre carré, c'est l'*hectare.*
Décamètre carré, c'est l'*are.*

93. Pour évaluer les petites superficies, autres que celles des terrains, on emploie les expressions :

Mètre carré, c'est le *centiare ;*
Décimètre carré ;
Ce.atimètre carré ;
Millimètre carré.

94. Abréviations usitées.

MMQ	qui signifie	*myriamètre carré.*
KMQ		*kilomètre carré.*
HMQ		*hectomètre carré.*
DMQ		*décamètre carré.*
MQ ou **mq**		*mètre carré.*
dmq		*décimètre carré.*
cmq		*centimètre carré.*
mmq		*millimètre carré.*

Chacune de ces mesures en vaut cent de la suivante, et réciproquement chacune n'est que la centième partie de la précédente.

XXVIII.

95. Dans un nombre qui représente la superficie d'un terrain, l'*are* étant pris pour unité, les deux premiers chiffres à gauche de la virgule expriment des *ares*, et l'ensemble de tous les suivants des *hectares ;* les deux premiers chiffres à droite de la virgule expriment des *centiares* et on néglige les autres.

96. Dans un nombre qui représente des surfaces très-grandes ou très-petites, le *mètre carré* étant pris pour unité, les deux premiers chiffres à gauche de la virgule expriment des *mètres carrés*, les deux suivants expriment des *décamètres carrés,* les deux suivants des *hectomètres carrés,* les deux suivants des *kilomètres carrés*, et l'ensemble de tous les autres des *myriamètres carrés ;* les deux premiers à droite de la virgule expriment des *décimètres carrés*, les deux suivants des *centimètres carrés,* les deux autres des *millimètres carrés*.

De sorte que, à partir de la virgule, les nombres qui expriment des superficies se trouvent naturellement partagés en tranches de deux chiffres en allant à droite et à gauche. Il faut donc avoir soin, lorsqu'on écrit des surfaces, de bien mettre à sa place, et en deux chiffres, chaque multiple ou sous-multiple, et de remplacer par deux zéros les multiples ou sous-multiples intermédiaires dont il ne serait pas question.

EXEMPLES :

1° 374^{HA} 5^{ca} s'écrivent 374^{HA},000 5 ou 37 400^{A},05.

2° 154^{MMQ} 13^{DMQ} 8^{mmq}

s'écrivent 154 00 00 13 00^{MQ},00 00 08

ou 154^{MMQ},00 00 13 00 00 00 08

ou 154 00 00 13^{DMQ},00 00 00 08

ou etc., etc., etc.

DU STÈRE ou MÈTRE CUBE.

XXIX.

1° DU STÈRE.

97. Le **stère** est un volume qui a un mètre de longueur, de largeur et de hauteur.

On emploie le *stère* pour évaluer le bois de chauffage.

98. Le stère n'a qu'un *multiple* :

Le **décastère** qui vaut *dix stères.*

99. Il n'a qu'un *sous-multiple* très-usité :

Le **décistère** ou *dixième du stère.*

Pourtant on dit aussi :

centistère ou *centième de stère.*

millistère ou *millième de stère.*

Le *décastère* s'emploie comme le *stère* pour les bois à brûler*;* le *décistère,* le *centistère* et le *millistère* s'emploient pour les bois d'industrie.

100. Abréviations usitées.

DS	qui signifie	*décastère.*
S ou **s**		*stère.*
ds		*décistère.*
cs		*centistère.*
ms		*millistère.*

Chacune de ces mesures en vaut dix de la suivante, et réciproquement chacune n'est que la dixième partie de la précédente.

101. Dans l'évaluation du volume des bois, le *stère* étant pris pour unité, le premier chiffre à gauche de la virgule exprime des *stères,* et l'ensemble de tous les suivants des *décastères;* les trois chiffres à droite de la virgule expriment : le premier des *décistères,* le deuxième des *centistères,* le troisième des *millistères.*

EXEMPLE :

Pour 35^{DS} 8^{s} 45^{ms}, on écrira $358^{s},045$ ou $35^{DS},80\,45$ ou $3\,580^{ds},45$ ou etc., etc.

XXX.

2° DU MÈTRE CUBE.

102. Quand il s'agit de l'évaluation des volumes autres que ceux du bois, on se sert de l'expression

mètre cube ; le mètre cube et le stère sont un même volume sous des noms différents. Ainsi, on dit : *un stère de bois*, mais il faut dire : *un mètre cube de terre, de pierre, de chaux*, etc.

103. Le mètre cube n'a pas de *multiple* usité ; cependant, pour exprimer d'énormes volumes tels que celui de la terre, d'une montagne, on pourrait employer : 1° le **myriamètre cube** qui vaut *mille milliards de mètres cubes* ; c'est un cube qui aurait un myriamètre de longueur, de largeur et de hauteur ; 2° le **kilomètre cube** qui vaut *un milliard de mètres cubes ;* c'est un cube qui aurait un kilomètre pour chacune de ses trois dimensions ; 3° l'**hectomètre cube** qui vaut *un million de mètres cubes ;* c'est un cube qui aurait un hectomètre pour chacune de ses trois dimensions ; 4° le **décamètre cube** qui vaut *mille mètres cubes ;* c'est un cube qui aurait un décamètre pour chacune de ses trois dimensions.

104. Les *sous-multiples* du mètre cube sont :

1° Le **décimètre cube** qui est la *millième partie* du mètre cube ; c'est un volume qui a un décimètre de longueur, de largeur et de hauteur ;

2° Le **centimètre cube** qui est la *millionième partie* du mètre cube ; c'est un volume qui a un centimètre pour chacune de ses trois dimensions ;

3° Le **millimètre cube** qui est la *billionième partie* du mètre cube ; c'est un cube qui a un millimètre pour chacune de ses trois dimensions.

105. Abréviations.

MMC	qui signifie	*myriamètre cube,*
KMC	—	*kilomètre cube,*
HMC	—	*hectomètre cube,*
DMC	—	*décamètre cube,*
MC ou **mc**	—	*mètre cube,*
dmc	—	*décimètre cube,*
cmc	—	*centimètre cube,*
mmc	—	*millimètre cube.*

Chacune de ces mesures en vaut mille de la suivante, et réciproquement, chacune n'est que la millième partie de la précédente.

Dans l'expression en chiffres de l'évaluation des volumes, le *mètre cube* étant pris pour unité, les nombres qui représentent ces volumes sont naturellement partagés, à partir de la virgule, en tranches de trois chiffres, en allant à droite et à gauche : la *première à gauche* exprime les *mètres cubes*, la *deuxième* exprime les *décamètres cubes*, etc. : la *première à droite* exprime les *décimètres cubes*, la *deuxième* exprime les *centimètres cubes*, la *troisième* exprime les *millimètres cubes*.

Il faut avoir grand soin, lorsqu'on a des expressions de volumes à chiffrer, d'écrire à sa place et en trois chiffres, chaque multiple ou sous-multiple, et de remplacer par trois zéros les multiples ou sous-multiples intermédiaires dont il ne serait pas question.

EXEMPLES :

1° 1^{mmc} 3^{mc} 15^{cmc}
s'écrira : 1 000 000 000 003^{mc},000 015

2° 754^{mmc} 12^{dmc} 4^{mmc}
s'écrira : 754 000 000^{mc},012 000 004

DU LITRE.

XXXI.

Le **litre** a la capacité d'une boîte qui aurait intérieurement un décimètre de longueur, de largeur et de profondeur ; en d'autres termes c'est un *décimètre cube.*

Les mesures de capacité sont cylindriques. On en fait en bois pour les grains et en métal pour les liquides. — Les mesures en bois ont un diamètre égal à leur profondeur ; il en est de même des mesures en métal employées pour les liquides gras ; la profondeur des autres est le double de leur diamètre.

Les *multiples* du litre sont :

Le **myrialitre,** qui vaut *dix mille litres.*
Le **kilolitre,** — *mille litres,*

L'**hectolitre**, qui vaut *cent litres*,
Le **décalitre**, — *dix litres*.
Les *sous-multiples* du litre sont :
Le **décilitre** ou *dixième du litre*,
Le **centilitre** ou *centième du litre*,
Le **millilitre** ou *millième du litre*.

110. Abréviations usitées.

ML, qui signifie *myrialitre*,
KL, — *kilolitre*,
HL, — *hectolitre*,
DL, — *décalitre*,
L ou **l**, — *litre*,
dl, — *décilitre*,
cl, — *centilitre*,
ml, — *millilitre*.

Chacune de ces mesures en vaut dix de la suivante, et réciproquement, chacune n'est que la dixième partie de la précédente.

Dans l'expression en chiffres de l'évaluation des capacités, le *litre* étant pris pour unité, le chiffre des *dizaines* exprime des *décalitres*, le chiffre des *centaines* exprime des *hectolitres*, etc. ; le chiffre des *dixièmes* exprime des *décilitres*, celui des *centièmes* exprime des *centilitres*, celui des *millièmes* exprime des *millilitres*.

Les mesures de capacité employées sont :
Le *litre*, le *demi-litre* et le *double-litre* ;

Le *décalitre*, le *demi-décalitre* et le *double-décalitre ;*

L'*hectolitre*, le *demi-hectolitre* et le *double-hectolitre ;*

Le *kilolitre* et le *demi-kilolitre ;*

Le *décilitre*, le *demi-décilitre*, et le *double-décilitre ;*

Le *centilitre* et le *double-centilitre.*

Il y a des mesures en bois pour les graines depuis le *demi-décilitre* jusqu'à l'*hectolitre.*

Il y a des mesures en métal pour les liquides, depuis le *centilitre* jusqu'à l'*hectolitre.*

On donne aux fûts pour les liquides les capacités du *demi-hectolitre* au *kilolitre.*

DU GRAMME.

XXXII.

Le poids du **gramme** est égal au *poids d'un centimètre cube* ou d'un *millilitre d'eau* à son *maximum de densité.*

On dit que l'eau est à son maximum de densité lorsqu'elle est à une température telle qu'un peu plus chaude ou plus froide elle occuperait plus d'espace.

Les *multiples* du gramme sont :

Le **tonneau** qui vaut *un million de grammes,*

Le **quintal**, qui vaut *cent mille grammes*,

Le **myriagramme**, qui vaut *dix mille grammes*,

Le **kilogramme**, qui vaut *mille grammes*,

L'**hectogramme**, qui vaut *cent grammes*,

Le **décagramme**, qui vaut *dix grammes*.

Les *sous-multiples* du gramme sont :

Le **décigramme**, ou *dixième du gramme*,

Le **centigramme**, ou *centième du gramme*,

Le **milligramme**, ou *millième du gramme*.

117. Abréviations usitées.

T,	qui signifie	*tonneau*,
Q,	—	*quintal*,
MG,	—	*myriagramme*,
KG,	—	*kilogramme*,
HG,	—	*hectogramme*,
DG,	—	*décagramme*,
G ou **g**,	—	*gramme*,
dg,	—	*décigramme*,
cg,	—	*centigramme*,
mg,	—	*milligramme*,

Chacun de ces poids en vaut dix du suivant, et réciproquement, chacun est la dixième partie du précédent.

Dans l'expression en chiffres de l'évaluation des pesanteurs, le *gramme* étant pris pour unité, le chiffre des *dizaines* exprime des *décagrammes*, celui des *centaines* exprime des *hectogrammes*, etc., le chiffre des *dixièmes* exprime des *décigrammes*, celui des *centièmes* exprime des *centigrammes*, celui des *millièmes* exprime des *milligrammes*.

Le *tonneau* est un poids de convention qui représente la pesanteur d'un mètre cube d'eau à son maximum de densité : il vaut *mille kilogrammes*. Le *quintal* est aussi un poids de convention qui vaut *cent kilogrammes*, c'est la dixième partie du tonneau.

Les poids employés sont :

Le *gramme*, le *demi-gramme* et le *double-gramme*,

Le *décagramme*, le *demi-décagramme* et le *double-décagramme*,

L'*hectogramme*, le *demi-hectogramme* et le *double-hectogramme*,

Le *kilogramme* le *demi-kilogramme* et le *double-kilogramme*,

Le *myriagramme* le *demi-myriagramme* et le *double-myriagramme*,

Le *demi-quintal* ou poids de *50 kilogrammes*,

Le *décigramme*, le *demi-décigramme* et le *double-décigramme*,

Le *centigramme*, le *demi-centigramme* et le *double-centigramme*,

Le *milligramme* et le *double-milligramme*.

Les poids sont en cuivre ou en fonte et de formes diverses.

Il y a des poids en fonte depuis le *demi-hectogramme* jusqu'au *demi-quintal*.

Il y a des poids en cuivre de forme cylindrique et surmontés d'un bouton depuis le *gramme* jusqu'au *double-myriagramme*. Il y a aussi des séries de poids en cuivre sous forme de godets coniques s'emboîtant les uns dans les autres ; chacun de ces godets est égal à tous ceux qu'il renferme exactement.

Au-dessous du gramme, ce sont des lames de cuivre très-minces et carrées.

DU FRANC.

XXXIII.

Le **franc** est une monnaie d'argent dont le poids est *cinq grammes*.

Le franc a deux *sous-multiples*.

Le **décime** ou *dixième de franc*,

Le **centime** ou *centième de franc*.

124. Il y a des monnaies d'*or*, d'*argent* et de *cuivre*.

1° Les monnaies d'or sont :

Les pièces de **cent** *francs*, **cinquante** *francs*, **vingt** *francs*, **dix** *francs*, **cinq** *francs*.

2o. Les monnaies d'argent sont :

Les pièces de **cinq** *francs*, **deux** *francs*, **un** *franc*, **cinquante** *centimes ou demi-franc*, **vingt** *centimes* ou *double-décime*.

3o Les monnaies de cuivre sont :

Le **décime** ou *dix centimes*, la pièce de **cinq** *centimes* ou *demi-décime*, le **double-centime**, le **centime.**

Dans les monnaies d'or et d'argent, il y a *un dixième de cuivre*.

A poids égal, les monnaies d'argent valent *vingt fois* celles de cuivre; les monnaies d'or valent *quinze fois et demie* celles d'argent.

TABLEAU

des relations qui existent entre les **volumes,** les **capacités** et les **pesanteurs** quant à l'*eau* rèdunite au *maximum de densité.*

1° VOLUMES	» 1^{DS}	1^{MC} 1^{S}	1 1^{ds}	1 1^{cs}	1^{dmc} 1^{ms}	1 »	1 »	1^{cmc} »	1 »	1 »	1^{mmc} »
2° CAPACIT.	1^{ML}	1^{KL}	1^{HL}	1^{DL}	1^{L}	1^{dl}	1^{cl}	1^{ml}	»	»	»
3° POIDS	»	1^{T}	1^{Q}	1^{MG}	1^{KG}	1^{HG}	1^{DG}	1^{G}	1^{dg}	1^{cg}	1^{mg}

Les volumes d'eau représentés dans la première ligne occuperaient une capacité indiquée par l'expression correspondante de la deuxième ligne et auraient un poids indiqué par l'expression correspondante de la troisième ligne.

L'eau qui serait contenue dans les capacités de la deuxième ligne, aurait un volume indiqué par l'expression correspondante supérieure et une pesanteur indiquée par l'expression correspondante inférieure.

L'eau dont les pesanteurs sont indiquées dans la troisième ligne, occuperait une capacité que l'expression correspondante de la deuxième ligne indique et aurait un volume désigné par l'expression correspondante de la première ligne.

FRACTIONS ORDINAIRES

— OU A DEUX TERMES. —

NOTIONS PRÉLIMINAIRES.

XXXIV.

Caractères de divisibilité des nombres.

Un nombre est divisible par 2 quand il est terminé par un des chiffres 0, 2, 4, 6, 8.

Un nombre est divisible par 3 quand la somme de ses chiffres est divisible par 3.

Un nombre est divisible par 5 quand il est terminé par 0 ou 5.

Un nombre est divisible par 11 quand la différence entre la somme de ses chiffres de rang pair et la somme de ses chiffres de rang impair se trouve être 0 ou 11, ou 22, ou 33, ou 44, ou 55, etc.

Un nombre est divisible par 4 quand l'ensemble de ses deux derniers chiffres de droite est divisible par 4.

Un nombre est divisible par 6 quand il l'est à la fois par 2 et par 3.

Un nombre est divisible par 9 quand la somme de ses chiffres est divisible par 9.

Un nombre est divisible par 10, 100, 1000, etc., quand il est terminé par un, deux, trois, etc. zéros.

DES NOMBRES PREMIERS.

On appelle **nombre simple** ou **premier** tout nombre qui n'est divisible que par lui-même ou l'unité; tels sont : 2, 3, 5, 7, 11, 13, 17, 19, 23, 29, 31, 37, 41, 43, 47, 53, 59, 61, 67, 71, 73, 79, 83, 89, 97, 101, 103, etc.

Les nombres sont dits **premiers entre eux** lorsqu'ils n'ont point de *diviseur commun ;* tels sont : 82, 19, 111, 29, 155, etc.

DES FACTEURS PREMIERS.

On appelle **facteurs premiers** d'un nombre donné, les *nombres premiers* dont ce nombre donné est le produit; ainsi les nombres premiers 2, 3, 5, 7, 11, ayant pour produit 2 310, sont des facteurs premiers de 2 310.

XXXVI.

DU PLUS GRAND COMMUN DIVISEUR.

Le **plus grand commun diviseur** à des nombres donnés est le nombre le plus grand possible qui les divise exactement; c'est *le produit de tous leurs facteurs simples ou premiers communs, pris chacun autant de fois qu'il entre dans celui de ces nombres qui le contient le moins de fois comme facteur.*

1re RÈGLE — Pour chercher le plus grand commun diviseur à deux nombres donnés, on divise le plus grand de ces nombres par le plus petit. S'il y a un reste, on divise le plus petit nombre par ce reste, ensuite le premier reste par le second reste et ainsi de suite, jusqu'à ce que la division se fasse exactement; c'est le dernier diviseur employé qui est le *nombre cherché.* — Si le plus petit nombre divise l'autre exactement il est le *nombre cherché.* — Si une division donne l'unité pour reste, les deux nombres donnés sont premiers entre eux.

2e RÈGLE. — Quand il s'agit de nombres peu considérables, on les décompose en leurs facteurs premiers, on fait le produit des facteurs *communs* aux nombres donnés, chacun de ces facteurs étant pris autant de fois qu'il entre dans celui de ces nombres qui le contient *le moins de fois;* ce produit est le nombre cherché.

EXEMPLE :

36 120, 420 décomposés, donnent
$2\times2\times3\times3$, $2\times2\times2\times3\times5$, $2\times2\times3\times5\times7$

Les nombres 2 et 3 sont les seuls facteurs communs aux trois nombres donnés ; on prendra donc le facteur 2 *deux fois* (c'est le moins de fois qu'il est contenu dans l'un des nombres proposés), et le facteur 3 *une seule fois* (c'est le moins de fois qu'il est contenu dans l'un des nombres proposés), et l'on aura $2\times2\times3$ ou 12 pour *plus grand commun diviseur* à 36, 120 et 420.

XXXVIII.

DU PLUS PETIT MULTIPLE COMMUN.

Le **plus petit multiple commun** à des nombres donnés, est le plus petit nombre qui les contient chacun exactement un plus ou moins grand nombre de fois; c'est le *produit de tous* *leurs facteurs premiers, pris chacun autant de fois qu'il entre dans celui de ces nombres qui le contient le plus de fois comme facteur.*

EXEMPLE :

Pour avoir le ***plus petit multiple commun*** aux nombres 36, 120, 420, on les décomposera en leurs facteurs premiers : 2×2×3×3, 2×2×2×3×5, 2×2×3×5×7 ; on prend le facteur 2 ***trois fois,*** parce qu'il est contenu trois fois dans 120 qui le contient le plus de fois ; on prend le facteur 5 ***une seule fois,*** parce qu'il n'est contenu qu'une fois dans chacun des nombres 120 et 420 ; on prend le facteur 7 ***une seule fois,*** parce qu'il est contenu une fois dans 420 qui, seul, le contient ; et l'on a

2 × 2 × 2 × 3 × 3 × 5 × 7 ou 2520

pour ***plus petit multiple commun*** aux nombres 36, 120, 420.

XL.

PROPRIÉTÉS PRINCIPALES DES FRACTIONS.

Pour **multiplier une fraction** par un nombre entier, il suffit de *multiplier le numérateur* ou de *diviser le dénominateur* de la fraction par ce nombre entier

146. Pour **diviser une fraction** par un nombre entier, il suffit de *diviser le numérateur* ou de *multiplier le dénominateur* de la fraction par ce nombre entier.

147. Une fraction ne change pas de valeur quand on en multiplie les deux termes par un même nombre.

148. Une fraction ne change pas de valeur quand on en divise les deux termes par un même nombre.

SIMPLIFICATION DES FRACTIONS.

149. Quand les deux termes d'une fraction ont un diviseur commun, on simplifie la fraction en divisant ses deux termes par le diviseur commun.

XL.

RÉDUCTION D'UNE FRACTION A SA PLUS SIMPLE EXPRESSION.

150. Pour **réduire** une fraction **à sa plus simple expression**, on divise les deux termes de cette fraction par leur plus grand commun diviseur.

FRACTION IRRÉDUCTIBLE.

151. Une fraction est **irréductible** quand ses deux termes sont deux nombres *premiers*, ou *premiers entre eux*.

RÉDUCTION DES FRACTIONS AU MÊME DÉNOMINATEUR.

152. Pour **réduire** deux fractions **au même dénominateur,** on multiplie les deux termes de la première par le dénominateur de la seconde, et les deux termes de la seconde par le dénominateur de la première.

153. Pour réduire plus de deux fractions au même dénominateur, on multiplie les deux termes de chaque fraction par le produit des dénominateurs de toutes les autres.

XLI.

RÉDUCTION DES FRACTIONS AU PLUS PETIT DÉNOMINATEUR COMMUN,

154. RÈGLE. — Pour trouver *le plus petit dénominateur commun* à des fractions, ces fractions étant réduites à leur plus simple expression, on décompose tous les dénominateurs en leurs facteurs premiers; on prend de ces facteurs tous ceux qui concourent à la formation du plus petit multiple commun aux dénominateurs; on multiplie ensuite les deux termes de chaque fraction par le produit de ce qui reste des facteurs du plus

petit multiple commun, après qu'on a retranché tous ceux qui forment le dénominateur de cette fraction dont on veut multiplier les deux termes.

EXEMPLES :

Les fractions $^{4}/_{48}$ $^{10}/_{45}$ $^{21}/_{35}$ donnent après réduction $^{1}/_{12}$ $^{2}/_{9}$ $^{3}/_{5}$

La décomposition des dénominateurs donne

$$2 \times 2 \times 3 \qquad 3 \times 3 \qquad 5$$

d'où l'on tire les facteurs du plus petit multiple commun

$$2 \times 2 \times 3 \times 3 \times 5$$

1° On multiplie les deux termes de $^{1}/_{12}$ par le produit 15 de ce qui reste (3×5) des facteurs du plus petit multiple commun, après qu'on en a retranché $2 \times 2 \times 3$, c'est-à-dire le dénominateur 12 ; on a donc $^{15}/_{180}$.

2° On multiplie ensuite les deux termes de $^{2}/_{9}$ par le produit 20 de ce qui reste ($2 \times 2 \times 5$) des facteurs du plus petit multiple commun après qu'on en a retranché 3×3, c'est-à-dire le dénominateur 9 ; on a donc $^{40}/_{180}$

3° On multiplie enfin les deux termes de $^{3}/_{5}$ par le produit 36 de ce qui reste ($2 \times 2 \times 3 \times 3$) des facteurs du plus petit multiple commun après qu'on en a retranché 5, dénominateur de la fraction ; on a donc $^{108}/_{180}$

155. Le *plus petit multiple commun* aux dénominateurs de plusieurs fractions réduites à leur plus simple expression est aussi *le plus petit dénominateur commun* à ces fractions.

LXII.

ADDITION DES FRACTIONS.

156. Pour faire une addition de fractions, après les avoir réduites au même dénominateur, on fait la somme des numérateurs, et on donne à cette somme pour dénominateur le *dénominateur commun*.

157. Quand la somme est une *expression fractionnaire*, on divise le numérateur par le dénominateur ; le *quotient* de cette division exprime les unités comprises dans l'expression fractionnaire. Si la division a donné un *reste*, ce reste est le numérateur d'une *fraction* de même dénominateur que l'expression fractionnaire ; on écrit cette fraction à la suite du quotient dont il vient d'être question.

XLIII.

SOUSTRACTION DES FRACTIONS.

158. Pour faire une soustraction de fractions, après les avoir réduites au même dénominateur, on retranche le plus petit numérateur du plus grand, et on donne à la différence, pour dénominateur, le *dénominateur commun*.

159. Quand la différence est une *expression fractionnaire,* on divise le numérateur par le dénominateur ; le *quotient* de cette division exprime les unités comprises dans l'expression fractionnaire. Si la division a donné un *reste,* ce reste est le numérateur d'une *fraction* de même dénominateur que l'expression fractionnaire ; on écrit cette fraction à la suite du quotient dont il vient d'être question.

XLIV.

MULTIPLICATION DES FRACTIONS

160. Pour faire une multiplication de fractions, on fait le produit des numérateurs et on lui donne pour dénominateur le produit des dénominateurs des fractions, c'est-à-dire qu'on *multiplie les fractions terme à terme.*

XLV.

DIVISION DES FRACTIONS.

161. Pour diviser une fraction par une fraction, on multiplie le numérateur de la fraction dividende par le dénominateur de la fraction diviseur, et on donne à ce produit pour dénominateur le produit du dénominateur de la fraction dividende

par le numérateur de la fraction diviseur, c'est-à-dire qu'on *multiplie la fraction dividende par la fraction diviseur renversée.*

XLVI.

TRANSFORMATION DES FRACTIONS ORDINAIRES EN FRACTIONS DÉCIMALES.

162. Pour transformer une fraction ordinaire en fraction décimale, on divise le numérateur de la fraction par le dénominateur ; le premier chiffre obtenu exprime les unités qui peuvent être comprises dans la fraction ou l'expression fractionnaire qu'on veut transformer; à la droite du reste on écrit un zéro pour obtenir un chiffre de dixième au quotient, et successivement à la droite de chaque reste, quand il y en a un, on écrit un zéro pour obtenir un nouveau chiffre décimal. On continue ainsi jusqu'à ce qu'il n'y ait pas de reste, ou jusqu'à ce qu'on soit arrivé à un degré suffisant d'approximation.

PUISSANCES ET RACINES.

XLVII.

163. On appelle **puissance** d'un nombre le produit de plusieurs facteurs égaux à ce nombre.

164. On appelle **deuxième puissance** ou **carré** d'un nombre, le produit de *deux facteurs* égaux à ce nombre.

EXEMPLE : 49, produit de 7 par 7, est la *deuxième puissance* ou le *carré* de 7.

165. On appelle **troisième puissance** ou **cube** d'un nombre le produit de *trois facteurs* égaux à ce nombre.

EXEMPLE : 125, produit des *trois facteurs* 5 × 5 × 5, est la *troisième puissance* ou le *cube* de 5.

166. On appelle **quatrième puissance, cinquième puissance,** etc., d'un nombre, le produit de *quatre,* de *cinq facteurs* égaux à ce nombre.

167. On écrit l'expression abrégée du produit non effectué de plusieurs facteurs égaux, en plaçant à droite et en tête d'un seul de ces facteurs, un nombre d'un texte plus petit, qui indique de combien de facteurs égaux le produit effectué se

composerait ; ce nombre, placé en tête d'un facteur s'appelle **exposant** de la puissance.

EXEMPLES :

8^2 11^3 7^4 3^5 etc.

indiquent 1° la *deuxième puissance* ou le *carré* de 8 ; 2° la *troisième puissance* ou le *cube* de 11 ; 3° la *quatrième puissance* de 7 ; 4° la *cinquième puissance* de 3.

Les nombres 2, 3, 4, 5, placés en tête des facteurs 8, 11, 7, 3 sont les *exposants* des *deuxième*, *troisième*, *quatrième*, *cinquième* puissances.

XLVIII.

168. On appelle **racine carrée** d'un nombre, l'un des deux facteurs égaux dont le produit est ce nombre.

EXEMPLE : 49 étant le carré de 7, 7 est la *racine carrée* de 49.

169. On appelle **racine cubique** d'un nombre, l'un des trois facteurs égaux dont le produit est ce nombre.

EXEMPLE : 125 étant le cube de 5, 5 est la *racine cubique* de 125.

170. On appelle **racine quatrième, racine cinquième**, etc., d'un nombre, l'un

des quatre, des cinq etc. facteurs, dont le produit est ce nombre.

171. On écrit l'expression abrégée de la racine non déterminée d'un produit donné en plaçant ce produit à droite et sous la partie horizontale du signe $\sqrt{}$ dans l'ouverture duquel on écrit en texte plus petit le nombre qui indique de combien de facteurs égaux le produit est composé ; ce nombre placé dans l'ouverture du signe $\sqrt{}$ s'appelle **indice** de la racine.

EXEMPLES :

$$\sqrt[2]{64} \qquad \sqrt[3]{1331} \qquad \sqrt[4]{2401} \qquad \sqrt[5]{243}$$

indiquent : 1° la *racine carrée* de 64 ; 2° la *racine cubique* de 1331 ; 3° la *racine quatrième* de 2401 ; 4° la *racine cinquième* de 243.

Les nombres 2, 3, 4, 5, placés dans l'ouverture du signe $\sqrt{}$ sont les *indices* des racines *carrée, cubique, quatrième, cinquième.*

172. REMARQUE. — Dans l'expression abrégée d'une *racine carrée*, on omet volontiers l'*indice* de la racine, c'est-à-dire qu'on écrit par exemple, $\sqrt{64}$ au lieu de $\sqrt[2]{64}$

EXTRACTION DE LA RACINE CARRÉE.

XLIX.

173. TABLE DES CARRÉS DES NEUF PREMIERS NOMBRES.

Les carrés de :

1 2 3 4 5 6 7 8 9,

Sont :

1 4 9 16 25 36 49 64 81.

174. RÈGLE. — Pour extraire une *racine carrée*, on partage le *produit donné* (223,729) en tranches de deux chiffres, en allant de droite à gauche (22.37.29).

La première tranche à gauche peut n'en avoir qu'un seul. — Le nombre de tranches indique combien la racine aura de chiffres. — Le premier chiffre que l'on extrait est celui des plus hautes unités de la racine.

De la première tranche à gauche (22), on extrait la racine (4) du plus grand carré (16) qui s'y trouve contenu; on écrit le chiffre (4) obtenu à droite du *produit donné* à la manière d'un diviseur; on cherche la *différence* (6) entre la première tranche (22) et le plus grand carré (16) qui s'y trouve contenu, et à droite de cette *différence* (6) on écrit la deuxième tranche (37) du produit donné, ce qui forme un *premier reste* (637) dont on sépare le premier chiffre de droite (7) au moyen d'un point (63.7) ; on divise le nombre (63) que donne l'ensemble des autres chiffres, par le double (8) de ce qu'il y a déjà (4) à la racine ; le quotient (7) de cette division exprime le second chiffre de la racine ou un chiffre trop fort, mais jamais un chiffre trop faible. Pour essayer ce chiffre (7), on multiplie par 10, et le produit (80) par le chiffre (7) que l'on essaie, le double (8) de ce qu'il y a déjà (4) à la racine, et on ajoute au produit (560), le carré (49) du chiffre (7) que l'on essaie ; si la *somme* (609) est égale au *premier reste* (637) sur lequel on opère, ou si elle est plus petite, le quotient a donné le chiffre véritable et on l'écrit (47) à droite de ce qu'il y a déjà (4) à la racine, sinon il faut essayer un chiffre plus petit d'une unité.

Quand le quotient obtenu est plus grand que 9, on n'essaie toujours que 9.

Du *premier reste* (637) on retranche la *somme* (609) dont il vient d'être question, et à droite de la *deuxième différence* (28) on écrit la tranche suivante (29) du produit donné, s'il y en a encore une, ce qui donne un *deuxième reste* (2 829) dont on sépare le premier chiffre de droite (9) au moyen d'un point (282.9) et on divise le nombre (282) que donne l'ensemble des autres chiffres par le double (94) de ce qu'il y a déjà (47) à la racine ; le quotient (3) de cette division donne le troisième chiffre de la racine ou un chiffre trop fort, mais jamais un chiffre trop faible ; on essaie ce troisième chiffre comme on a essayé le second, c'est-à-dire qu'on multiplie par 10, et le produit (940) par ce chiffre (3) que l'on essaie, le double (94), de ce qu'il y a déjà (47) à la racine, et l'on ajoute au produit (2 820) le carré (9) du chiffre (3) que l'on essaie ; si cette *deuxième somme* (2829) est égale au *deuxième reste* (2 829) sur lequel on opère, ou si elle est plus petite, le chiffre (3) que l'on essaie est le véritable, et on l'écrit (473) à droite de ce qu'il y a déjà (47) à la racine, sinon il faut essayer un chiffre plus petit d'une unité.

On retranche la *deuxième somme* (2 829) du *deuxième reste* (2 829) et on a une *troisième différence* (0), à droite de laquelle on écrit la tranche suivante du produit donné s'il y en a une suivante ; et on a un *troisième reste* sur lequel on opère comme on l'a fait sur les *premier* et *deuxième*. On continue ainsi jusqu'à ce qu'on ait opéré sur toutes les tranches du produit donné. La *dernière différence* doit être *zéro* si le produit donné est un *carré exact*, sinon cette *dernière différence* est le *reste de l'opération*.

175. 1re REMARQUE. — Si dans le cours de l'opération il arrive qu'après avoir séparé le pre-

mier chiffre de droite d'un *reste*, le nombre formé par l'ensemble des autres chiffres soit moindre que le double de ce qu'il y a déjà à la racine ou lorsque le chiffre à essayer est zéro, on met un zéro à droite de ce qu'il y a déjà à la racine, puis à droite de ce *reste* on écrit la tranche suivante du produit donné, ce qui fournit un *nouveau reste* sur lequel on opère comme sur les autres.

2e REMARQUE. — Quand il y a un *reste à l'opération*, pour avoir une racine plus approchée de la véritable, on peut écrire *deux zéros* à droite de *chaque dernière différence* pour avoir chaque fois un *nouveau reste*, et cela successivement autant de fois qu'on veut avoir de chiffres décimaux à la racine.

3e REMARQUE. — Quand il s'agit de l'extraction de la racine carrée d'un *nombre décimal* (4,642), si ce nombre n'a pas un nombre *pair* de décimales, on écrit *un zéro* à sa droite (4,6420) puis on supprime la virgule et on opère sur le nombre entier (46420) résultant de cette suppression; mais sur la droite de la racine (215) il faut, au moyen de la virgule, séparer, autant de décimales (2,15) qu'il y avait de fois *deux chiffres décimaux* au nombre décimal donné.

EXTRACTION DE LA RACINE CUBIQUE.

L.

TABLE DES CUBES DES NEUF PREMIERS NOMBRES.

Les cubes de :

1 2 3 4 5 6 7 8 9,

Sont :

1 8 27 64 125 216 343 512 729.

176. RÈGLE. — Pour extraire une *racine cubique,* on partage le *produit donné* (212 776 173) en tranches de trois chiffres en allant de droite à gauche (212.776.173).

La première à gauche peut n'avoir qu'un ou deux chiffres. — Le nombre de tranches indique combien il y aura de chiffres à la racine. — Le premier chiffre que l'on extrait est celui des plus hautes unités de la racine.

De la première tranche (212) à gauche on extrait la racine (5) du plus grand cube (125) qui s'y trouve contenu; on écrit le chiffre (5) obtenu à droite du produit donné, à la manière d'un diviseur ; on cherche la *différence* (37) entre la première tranche (212) et le plus grand cube (125) qui s'y trouve contenu, et à droite de cette *diffé-*

rence (87) on écrit la deuxième tranche (776) du produit donné, ce qui forme un *premier reste* (87.776) dont on sépare les deux premiers chiffres de droite (76) au moyen d'un point (877.76); on divise le nombre (877) que donne l'ensemble des autres chiffres par le triple carré (75) de ce qu'il y a déjà (5) à la racine; le quotient (9) de cette division *(quel que soit le quotient, on n'essaie jamais plus de 9)* exprime le second chiffre de la racine ou un chiffre trop fort, mais jamais un chiffre trop faible. Pour essayer ce chiffre, on fait la somme (80 379) des trois quantités suivantes : 1° le produit (67 500) du triple carré (75) de ce qu'il y a déjà (5) à la racine, par le chiffre (9) que l'on essaie, produit (675) que l'on multiplie en outre par 100 (67 500) : 2° le produit (12 150) de ce qu'il y a déjà (5) à la racine par le triple carré (243) du chiffre (9) que l'on essaie, produit (1 215) que l'on multiplie en outre par 10 (12 150); 3° le cube (729) du chiffre que l'on essaie. Si cette *somme* (80 379) est égale au *premier reste* (87 776) sur lequel on opère, ou si elle est plus petite, le quotient a donné le chiffre véritable et on l'écrit à droite de ce qu'il y a déjà (5) à la racine (59), sinon on essaie un chiffre plus petit d'une unité.

Du *premier reste* (87 776) on retranche la *somme* (80 379) dont il vient d'être question et à droite de la *deuxième différence* (7 397) on écrit la tranche suivante (173) du produit donné, s'il y en a une, ce qui donne un *deuxième reste* (7 397 173), dont on sépare les deux premiers chiffres de droite (73) au moyen d'un point (73 971.73); on divise le nombre (73 971) que donne l'ensemble des autres chiffres par le triple carré (10 443) de ce qu'il y a déjà (59) à la racine; le quotient (7) de cette division donne le troisième chiffre de la racine ou un chiffre trop fort, mais jamais un chiffre trop faible; on essaie ce troisième chiffre comme on a essayé le second, c'est-à-dire qu'on fait la somme (7 397 173) des trois quantités suivantes : 1° le produit (7 310 100) du triple carré (10 443) de ce qu'il y a déjà (59) à la racine par le chiffre (7) que l'on essaie, produit (73 101) que l'on multiplie en outre par 100; 2° le produit (86 730) de ce qu'il y a déjà (59) à la racine par le triple carré (147) du chiffre que l'on essaie, produit (8 673) que l'on multiplie en outre par 10; 3° le cube (343) du chiffre (7) que lon essaie. Si cette *deuxième somme* (7 397 173) est égale au *deuxième reste* (7 397 173) sur lequel on opère ou si elle est plus petite, le quotient a donné le chiffre véritable, et on l'écrit à droite (597) de ce qu'il y a déjà (59) à la racine, sinon il faut essayer un chiffre plus petit d'une unité.

Du *deuxième reste* on retranche la *deuxième somme*, ce qui donne une *troisième différence* à droite de laquelle on écrit la tranche suivante du produit donné s'il y en a une, et on a un *troisième reste* sur lequel on opère comme on l'a fait sur les *premier* et *deuxième*. On continue ainsi jusqu'à ce qu'on ait opéré sur toutes les tranches du produit donné. La *dernière différence* doit être *zéro* si le produit donné est un *carré exact*, sinon, cette *dernière différence* est le *reste de l'opération.*

177. 1re REMARQUE. — Si dans le cours de l'opération, il arrive qu'après avoir séparé les deux derniers chiffres de droite d'un *reste*, le nombre formé par l'ensemble des autres chiffres est moindre que le *triple carré* de ce qu'il y a déjà à la racine, ou lorsque le chiffre à essayer est *zéro*, on met un zéro à droite de ce qu'il y a déjà à la racine, puis à droite de ce *reste*, on écrit la tranche suivante du produit donné, ce qui procure un *nouveau reste*, sur lequel on opère comme sur les autres.

2e REMARQUE. — Quand il y a un *reste à l'opération*, pour avoir une racine plus approchée de la véritable, on peut écrire *trois zéros* à droite de *chaque dernière différence*, pour obtenir chaque fois un *nouveau reste*, et cela successivement autant de fois qu'on veut avoir de chiffres décimaux à la racine.

3e REMARQUE. — Quand il s'agit de l'extraction de la racine cubique d'un nombre décimal (551,37 ou 2,0971) si ce nombre donné n'a pas *trois*, ou *six*, ou *neuf* ou *douze* etc. décimales, on ajoute sur sa droite *un* ou *deux zéros*, afin qu'il ait le nombre voulu de décimales (551,370 ou 2,097100) puis on supprime la virgule et on opère sur le nombre (551370 ou 2097100) résultant de cette suppression, mais sur la droite de la racine (82 ou 130) il faut, au moyen de la virgule, séparer autant de décimales (8,2 ou 1,30) qu'il y avait de fois *trois chiffres décimaux* au nombre décimal donné.

TABLE DE MULTIPLICATION.

2 fois	2 font	4	4 fois	2 font	8	6 fois	2 font	12	8 fois	2 font	16
2	3	6	4	3	12	6	3	18	8	3	24
2	4	8	4	4	16	6	4	24	8	4	32
2	5	10	4	5	20	6	5	30	8	5	40
2	6	12	4	6	24	6	6	36	8	6	48
2	7	14	4	7	28	6	7	42	8	7	56
2	8	16	4	8	32	6	8	48	8	8	64
2	9	18	4	9	36	6	9	54	8	9	72

3 fois	2 font	6	5 fois	2 font	10	7 fois	2 font	14	9 fois	2 font	18
3	3	9	5	3	15	7	3	21	9	3	27
3	4	12	5	4	20	7	4	28	9	4	36
3	5	15	5	5	25	7	5	35	9	5	45
3	6	18	5	6	30	7	6	42	9	6	54
3	7	21	5	7	35	7	7	49	9	7	63
3	8	24	5	8	40	7	8	56	9	8	72
3	9	27	5	9	45	7	9	63	9	9	81

286

BIBLIOTHEQUE NATIONALE DE FRANCE
3 7531 03328083 6

www.ingramcontent.com/pod-product-compliance
Ingram Content Group UK Ltd.
Pitfield, Milton Keynes, MK11 3LW, UK
UKHW020411230726
13925UKWH00004B/1357